BEI GRIN MACHT SICH IHR WISSEN BEZAHLT

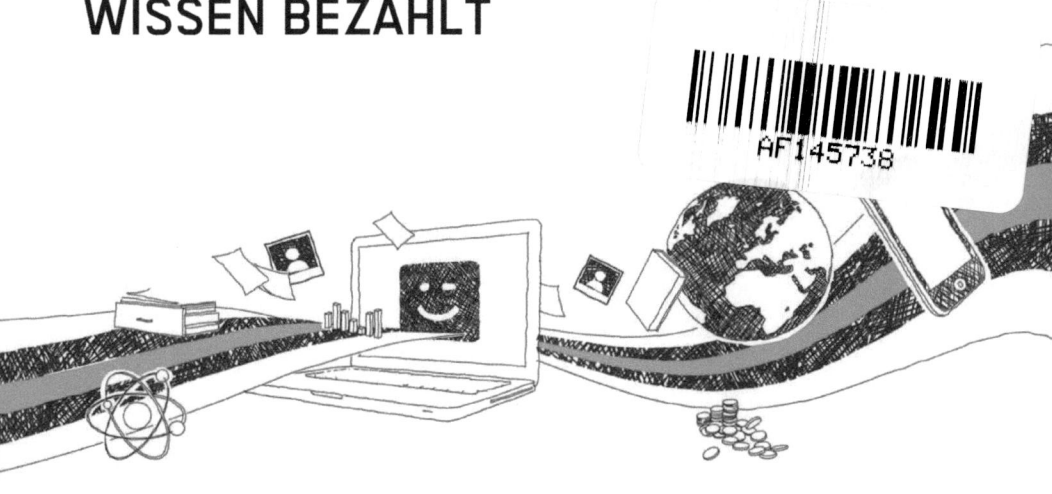

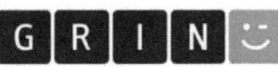

Bibliografische Information der Deutschen Nationalbibliothek:

Die Deutsche Bibliothek verzeichnet diese Publikation in der Deutschen National-
bibliografie; detaillierte bibliografische Daten sind im Internet über http://dnb.d-
nb.de/ abrufbar.

Impressum:

Copyright © 2012 GRIN Verlag, Open Publishing GmbH
Druck und Bindung: Books on Demand GmbH, Norderstedt Germany
ISBN: 9783668391840

Dieses Buch bei GRIN:

http://www.grin.com/de/e-book/352958/die-infusionstherapie-des-traumatologisch-
bedingten-volumenmangelschocks

Rüdiger Schneeberg

Die Infusionstherapie des traumatologisch bedingten Volumenmangelschocks

GRIN Verlag

GRIN - Your knowledge has value

Besuchen Sie uns im Internet:

Die Infusionstherapie des traumatologisch bedingten Volumenmangelschocks

Abschlussarbeit zum EEMSP Kurs
05.08.2011 – 08.06.2012

Marburg, 22. April 2012

Inhaltsverzeichnis

1 Einleitung

Die traumatologisch bedingten Unfälle stellen in der Altersgruppe zwischen 20 und 44 Jahren die Haupttodesursache dar. Bis zum Jahr 2020 ist mit einem erheblichen Anstieg dieser Zahlen zu rechnen [1]. Bis zu 60% der betroffenen Personen sterben noch vor Erreichen der Klinik, 30 % an einem hämorrhagischen Schock [2]. Der Tod innerhalb von 24 Stunden nach diesem Ereignis ist häufig auf einen massiven Blutverlust zurückzuführen. Darüber hinaus ist die Kombination einer schweren Blutung mit begleitendem SHT die Konstellation mit der höchsten Sterblichkeit innerhalb der ersten 24 Stunden [2].

Durch die Tatsache, dass diese Patientengruppe in den meisten Fällen eine gute Grundkonstitution besitzt und eine weniger hohe Morbidität vorliegt, wird schnell deutlich, dass sie darauf angewiesen ist, schnellstmöglich nach neuesten Erkenntnissen und mit maximalem, sinnvollem Aufwand versorgt zu werden, um ein Überleben zu sichern und eine möglichst hohe Lebensqualität zu erhalten. Auch nicht zuletzt, um die Folgekosten für das Gesundheitssystem möglichst gering zu halten.
Dabei weiß man heute, dass gerade ein schnelles Erkennen des Schocks und eine suffiziente Therapie deutlich das initiale und auch das Langzeitoutcome verbessern und so zum Gesamterfolg der Behandlung der Verunfallten beitragen. [3]

Diese Arbeit befasst sich mit der zu Grunde liegenden Physiologie und Pathophysiologie des Schocks, der Frage nach dem geeigneten Volumenersatzmittel, den Strategien der Volumentherapie und zu guter letzt mit der Frage:

Ist weniger wieder mehr? Der Einsatz von Small-Volume-Resuscitation Lösungen in der Präklinik.

2 Schock

2.1. Definition:

Minderdurchblutung vitaler Organsysteme mit nachfolgender Gewebshypoxie als Ausdruck eines Missverhältnisses zwischen Sauerstoffangebot und Sauerstoffbedarf [4] bzw. als Ausdruck des Missverhältnisses zwischen Sauerstofftransport und Sauerstoffaufnahme [5].

2.2. Historie

Früher waren Schockgeschehen nicht wie in der Neuzeit eher auf Verkehrsunfälle zurückzuführen, sondern auf Kriegshandlungen im Kampf.

So ist es auch zu erklären, dass der französische Militärarzt Le Dran 1743 als erstes den Begriff „le choc" benutzte und damit den Vorgang eines Projektils beim Auftreffen auf einen menschlichen Körper beschreibt, was seiner Ansicht nach das Rückenmark reizt und so eine nervale Reaktion auslöst [6].

Etwas später definierte der amerikanische Chirurg Samuel David Gross (1805-1884) Schock als „unsanftes Ausklingen der Lebensmaschine" ohne näher auf die dazu führenden Umstände einzugehen [7].

Im weiteren geschichtlichen Verlauf wandelte sich die Bedeutung immer mehr und man legte das Augenmerk immer weniger auf die auslösenden Faktoren selbst, sondern vielmehr auf die typische Reaktion des Körpers, die oftmals tödlich endete.

Während des ersten Weltkrieges wurde der Schock als eine Folge von Ereignissen durch den hohen Blutverlust beschrieben. Der amerikanische Physiologe Walter B. Cannon forderte bereits daher schon damals in seinem Buch „Traumatic Shock" (1923) eine Kombinationstherapie aus Blutstillung und Transfusionen [8].
Schock war in dieser Zeit ausschließlich als hämorrhagische Hypovolämie definiert. Erst später konzentrierte man sich in der Untersuchung der Hypovolämie auf den arteriellen Blutdruck sowie die enstehende Hypotonie. Mit der Weiterentwicklung der Untersuchungsmethoden, insbesondere im Bereich der Mikrozirkulation und der Hämostase, wandelte sich zunehmend das Bild des Schocks. Immer wieder rückten neue Erkenntnisse in den Vordergrund und führten dazu, dass die vielfältigen Abläufe auf verschiedenen Ebenen neu bewertet wurden. So trat später die Erkenntnis in den Vordergrund, dass nicht alleine die Hypotension, sondern die konsekutiven Prozesse der Hypoxie im Mittelpunkt stehen.
Der Begriff Schock stand also immer wieder in der Diskussion und es wurde mehrfach gefordert, diese ungenaue und nichts über die Pathophysiologie aussagende Bezeichnung aufzugeben, zumal sie keine Anhaltspunkte für die Behandlung liefere. Und auch heute wird man noch in verschiedenen Quellen unterschiedliche Angaben zur Begriffsdefinition Schock finden.

2.3. Klassifikation der unterschiedlichen Schockformen

Aus der Definition lassen sich im Grunde vier Mechanismen ableiten, die klassisch als Schock zu bezeichnen sind:

1. Die Hypovolämie, bei der durch eine Blutung nicht mehr genügend Sauerstoffträger zur Verfügung stehen und es damit zur Minderversorgung des Gewebes kommt.
2. Das obstruktive Geschehen, zum Beispiel in Form einer Lungenembolie, bei der die Einstrombahn in die Lunge blockiert ist und es nicht mehr zum ausreichenden Gasaustausch in der Lunge kommt.
3. Das kardiogene Geschehen, bei dem die Pumpleistung des Herzens nicht mehr ausreicht, um genügend Sauerstoff zu den entsprechenden Zellen zu transportieren.
4. Das distributive Geschehen im Rahmen einer Anaphylaxie oder Sepsis.

Das Schockgeschehen kann also durch einen absoluten oder relativen Volumenmangel hervorgerufen werden, genauso wie durch ein relatives oder absolutes Abnehmen des Herz-Zeit-Volumens.

Diese Arbeit beschäftigt sich mit dem, durch den traumatisch bedingten Volumenmangel, resultierenden Schock.

2.4. Hämorrhagischer Schock

Den Begriff des hämorrhagischen Schocks übersetzt man klassischerweise mit „Blutungsschock". Adams, et al. versuchten 2002 den Begriff Schock um eine Aussage über den Mechanismus oder die Verletzung zu erweitern [9].

Begriff	Definition
Hypovolämischer Schock	Abnahme zirkulierenden Volumens ohne akute Blutung
Hämorrhagischer Schock	Blutung ohne wesentliche Gewebschädigung
Traumatisch-hämorrhagischer Schock	Akute Blutung mit großer Gewebsschädigung
Traumatisch-hypovolämischer Schock	Gewebsschädigung mit kritischer Abnahme des zirkulierenden Volumens, ohne Blutung.

Tabelle 1: Formen des hypovolämischen Schocks nach Adams et al., 2002)

Da es oft schwierig ist, eine valide Aussage über das Verletzungsmuster und die Kenntnisse des Hergangs zu treffen oder es aber für die pathophysiologischen Prozesse nur von sekundärer Bedeutung ist, werden die Begrifflichkeiten in der Literatur und auch im täglichen Arbeiten häufig als Synonym verwendet. Diese Arbeit schließt sich dieser Praxis an.

2.5. Pathophysiologie des hämorrhagischen Schocks

Bei einem Volumenverlust von ca. 500 ml aus dem zirkulierenden Volumen eines erwachsenen Menschen (ca. 15%) erfolgt im Körper eine erste Schockreaktion. Zu diesem Zeitpunkt hat das kardiovaskuläre System noch nicht reagiert und eine Konsequenz ist die Verminderung des venösen Rückstromes. Damit ist die Vorlast reduziert und das enddiastolische Füllungsvolumen vermindert. Als direkte Folge fällt über das verminderte Herzschlagvolumen das Herzzeitvolumen ab. In dieser Frühphase - man spricht vom kompensatorischen Stadium - werden verschiedene Kompensationsmechanismen in Gang gesetzt. Barorezeptoren im Aortenbogen und im Carotissinus registrieren den Druckabfall und lösen reflektorisch eine Sympathikusaktivierung aus. Aus der Nebenniere und den postganglionären sympathischen Nervenendigungen werden nun endogene Katecholamine (Adrenalin und Noradrenalin) freigesetzt mit dem Ziel, ein adäquates Herzzeitvolumen aufrecht zu erhalten [10,11].

Dadurch verengen sich periphere Arterien und Arteriolen mit Ausnahme der Hirn- und Koronararterien. Diese Vasokonstriktion lässt den peripheren Gefäßwiderstand steigen. Die Stimulation von ß-Rezeptoren am Herzen führt zu einer positiv inotropen und positiv chronotropen Wirkung. Man spricht hierbei auch von einer kompensatorischen Tachykardie, die im Stadium 2 (15-30% Blutverlust) ein zentrales Symptom ist. Intention ist eine möglichst normale Versorgung der lebenswichtigen Organe mit Sauerstoff. Da aber bereits - obgleich normotoner Blutdruckwerte - die Perfusion einiger Organe reduziert wird, kommt es in dem durch die massive adrenerge Reaktion unterversorgten Mesenterialgebiet, der Haut, der Nieren und der Leber zu ersten Mikrozirkulationsstörungen [12].

Weil sich der Druckgradient zwischen dem venösen und dem arteriellen Schenkel des Gefäßsystems verändert, nimmt die Resorption von Volumen aus dem Interstitium zu. Dabei werden auch Albumine aus dem Lymphsystem in das Plasma gezogen, da die Serumproteine durch den Blutverlust stark reduziert sind [13]. Zusammen können beide Kompensationsmechanismen einen Volumenverlust von ca. 20% der Norm ausgleichen. Bei einem Erwachsenen Menschen mit ca. 70 kg Körpergewicht und 6 Litern zirkulierendem

Blutvolumen, können also Verluste von bis zu 1,2 l ausgeglichen werden, wenngleich es trotzdem zu Mikrozirkulationsstörungen kommt.

STADIUM	BLUTVERLUST		KLINISCHE ZEICHEN
I	10 – 15 %	500 - 750 ml	normoton, keine Kreislaufreaktion
II	5 – 30 %	-1500 ml	tachykard, normoton, ängstlich, blass, kaltschweissig
III	30 – 40 %	- 2000 ml	tachykard, hypoton, tachypnoeisch, oligurisch, agitiert
IV	> 40 %	> 2000 ml	tachykard, hypoton, tachypnoeisch, oligurisch, Koma

Tabelle 2: Schockstadien nach Lippuner [91]

Anders als in vielen notfallmedizinischen Lehrbüchern beschrieben, ist eine Hypovolämie zwar oft, aber nicht immer zwingend mit einer Tachykardie verbunden. Wie man seit langem weiß, kommt es in 7% der Fälle nicht zu einer Tachykardie sondern zu einer relativen Bradykardie [14]. Die Ursache für dieses Phänomen ist noch nicht bekannt. Man macht aber die Hypoxie im Gehirn als möglichen Auslöser dafür verantwortlich, wobei dieses alleine keine hinreichende Erklärung ist, da ein solches Phänomen auch bei bewusstseinsklaren Patienten beobachtet wurde, bei denen eine cerebrale Hypoxie nicht anzunehmen ist. Die These, dass es sich um verletzte oder zertrennte Nervenäste des N. vagus und damit um einen vagalen Reiz handelt scheint wahrscheinlicher. Atropin oder Epinephrin zeigen in dieser Situation keine Wirkung außer der Erhöhung eines Risikos für ein Herzkammerflimmern oder ventrikuläre Extrasystolen. Eine aggressive Volumentherapie erhöht jedoch die Herzfrequenz dieser Patienten.

Übersteigt der Volumenverlust die Kompensationsfähigkeit des Körpers so kommt es zu einer weiter forcierten Ausschüttung von Katecholaminen bis hin zu einer Zentralisation des Kreislaufes. Dieses sich nun abzeichnende Stadium des Schockzustandes ist das dekompensierte Stadium. Es können Katecholaminspiegel gemessen werden, die um das bis zu fünfzigfache des Ruhepotentials erhöht sind [15]. Hierbei werden nun Organe vollständig von der Durchblutung und damit von der Sauerstoffversorgung abgeschnitten. Zusätzlich werden verschiedene Mediatoren freigesetzt, wie zum Beispiel das Endothelin, die ihrerseits etwa vasokonstriktorische Prozesse weiter forcieren.

Die klassischen Symptome eines Schocks, wie zum Beispiel Blässe, Tachycardie etc. sind als Zeichen der massiven Katecholaminreaktion und der daraus resultierenden Zentralisation zu deuten. Sie treten also auch erst in dieser Phase des Schockgeschehens auf.

Es folgen nun weitere Mikrozirkulationsstörungen, da das Blut in den Kapillaren zum Stehen kommt und so eine Ischämie im Gewebe begünstigt. Daraus entsteht eine Hypoxydose (Hypoxie der Zellen) mit anaerober Glykolyse und metabolischer Azidose mit Akkumulation von Pyruvat und Lactat. In der Konsequenz erfolgt eine Permeabilitätsveränderung der Zellmembran mit Einstrom von Flüssigkeit in die Zellen und daraus resultierendem Volumenverlust im Intravasalraum. Gleichzeitig kommt es durch den verminderten Proteinanteil im Plasma zu einer Ansammlung von Flüssigkeit im extravasalen Raum auf Kosten der intravasalen Füllmenge [13].

Wird die Mikrozirkulation zu diesem Zeitpunkt nicht erfolgreich therapeutisch angegangen, so führt diese Situation direkt ins irreversible Stadium (Blutverlust >40%).
Die Folge aus der Volumenverschiebung in die Zellen ist zuerst einmal eine Eindickung des Blutes im Kapillargebiet, was zu einer höheren Viskosität des Blutes führt. Der Hämatokrit aus peripher venösem Blut ist dabei um ca. 5% höher als der aus zentral venösem Blut [16]. Da der osmotische Druckgradient zwischen den festen Bestandteilen des Blutes und der verbleibenden Flüssigkeit immer höher wird, verlieren nun auch die Erythrozyten Flüssigkeit und damit ihre Form. Sie verkleben miteinander. Man spricht vom Sludge-Phänomen. Die Thrombozyten werden durch die Stase in den Kapillaren geschädigt und aggregieren bzw. agglutinieren. Es kommt dadurch zu einer klinisch signifikanten Abnahme der Thrombozytenzahl. Zusätzlich werden Gerinnungsfaktoren freigesetzt durch die eine Verbrauchskoagulopathie ausgelöst wird [17].
Die Hypovolämie ist sowohl körpereigen als auch von extern nicht mehr beherrschbar und lebenswichtige Organe werden nicht mehr ausreichend durchblutet. Azidose und Hypoxie führen zu Veränderungen der Natrium-Kalium-ATPase im kardiovaskulären System. Am Herzen wird die elektromechanische Koppelung aufgehoben, was über den Weg der Rhythmusstörung zu einem Pumpversagen führt. Im stark sauren Milieu kommt es zu einer Aufhebung der Katecholaminwirkung und zu Rezeptorschädigungen mit der Folge einer Vasodilatation. Der Patient kann auch mit aggressiver Volumentherapie oder Katecholamininfundierung nicht mehr aus diesem Stadium herausgelöst werden [17, 18].

Sollte im irreversiblen Stadium eine Reperfusion der Organe erzeugt werden, so würden Stoffe, die sich unter anaeroben Bedingungen im Gewebe angehäuft haben, in den Körperkreislauf eingeschwemmt werden und dort neben einer massiven Azidose auch zu einer Synthese von freien Sauerstoffradikalen führen, die zu Hydroxylradikalen umgewandelt, Gewebe- und Membranschäden durch Lipidperoxydation verursachen würden. Ein Grund hierfür ist, dass im Purinabbau molekularer Sauerstoff als Oxydationsmittel verwendet wird, welcher die Umwandlung in das Endprodukt Harnsäure ermöglicht. Da dieser Sauerstoff nicht vorhanden ist, werden die Zwischenprodukte Hypoxanthin und Xanthin im Gewebe angehäuft [17, 18, 19].

Es kann also festgehalten werden, dass im Schock hormonelle, neurale und chemische Kompensationsmechanismen ablaufen, die nach einer gewissen Zeit an die Grenze ihrer Möglichkeiten geraten, mit der direkten Konsequenz des Todes des Patienten.

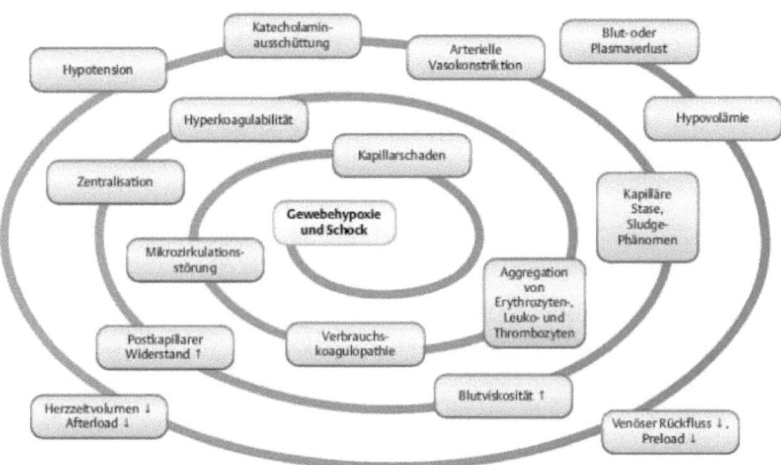

Abbildung 1: Schockspirale Hinkelbein [92]

3 Volumentherapie

3.1. Volumentherapie

Unbestreitbar ist die Volumentherapie ein zentraler Aspekt in der Behandlung des Schockgeschehens.

Ihr Ziel ist es, das Intravasalvolumen wiederherzustellen, damit korrelierend das Sauerstoffangebot zu erhöhen und die Mikrozirkulationsstörungen zu beheben, um wieder eine adäquate Gewebsperfusion zu erreichen [20].

Dennoch ist die Anwendung in Art und Weise aktuell noch immer Gegenstand heftiger Diskussionen, wie die Metaanalyse von Kwan et al. (2003) zeigte. Diese ergab, dass eine aggressive Volumentherapie weder Vor- noch Nachteile für das Outcome eines Traumapatienten bringt [21].

3.2. Präparate der Volumensubstitution

Die ideale Infusionslösung könnte Sauerstoff transportieren und an das Gewebe abgeben, hätte einen möglichst großen Volumeneffekt ohne Nebenwirkungen und wäre kostengünstig. Eine solche Lösung gibt es leider nicht, so dass man sich noch mit den vorhandenen Mitteln behelfen muss.

Da es aufgrund der Gesetzeslage und der schwierigen Lagerungsbedingungen für Blutkonserven eher unwahrscheinlich scheint, dass diese ihren Einsatz in der Präklinik finden, beschränkt sich diese Arbeit auf die regulär zugelassenen Volumenersatzmittel, sowie Blutersatzstoffe.

3.2.1. Kristalloide Infusionen

Kristalloide Infusionen enthalten meist nur Wasser und Elektrolyte, teilweise auch Glucose. Sie werden darüber hinaus noch nach ihrer Menge an enthaltenen Kationen eingeteilt. Man Spricht von

Vollelektrolytlösung 121- 160 mmol/l
Zweidrittelelektrolytlösungen 91-120 mmol/l
Halbelektrolytlösungen 61-90 mmol/l

Sie sind ideal zum Ausgleich von isotonen und hypotonen Dehydratationen und bieten einen guten Flüssigkeitsersatz bei ausgeglichenem Säure Basen Haushalt [22].

Wegen ihres geringen onkotischen Drucks durch fehlende Kolloide findet eine rasche Verteilung zwischen Intravasalraum und Interstitium statt, was die kurze Verweildauer (max. 20-30 Minuten) im vaskulären System erklärt. Nur ca. 25% verbleiben im Gefäßsystem und können so der Hypotension entgegenwirken.

Daher werden im Rahmen eines hypovolämen Schocks Kristalloide Infusionen im Verhältnis 1:4 substituiert [23]. Das heißt pro 100 ml vermutetem Blutverlust, werden 400 ml Kristalloide infundiert. Dies bedeutet bei massivem hämorrhagischem Geschehen teils sehr hohe Volumina, was ihren Einsatz daher auch limitiert.

Die Gefahr der Überinfusion ist somit stetig gegeben, was in gravierenden Fällen eine Auswaschung von Gerinnungsfaktoren zur Folge hat und auch zu Hirn-, Lungen- und Darmwandödemen führen kann. Dies schädigt den pulmonalen Gasaustausch und die gesamte Gewebeoxygenierung [22].

3.2.1.1. Isotone Lösungen

Die isotonischen Lösungen weisen eine nahezu identische Osmolarität zum menschlichen Blutplasma auf. Ein Beispiel ist die 0,9% NaCl Lösung der Firma Braun Sie enthält 9 g Kochsalz (Natriumchlorid) pro Liter und gilt deshalb als isoosmotisch. Jedoch sollte der Begriff „physiologische Kochsalzlösung" nicht verwendet werden, da die Konzentration der Natrium- und Chlorid Ionen mit 154 mmol/l die des normalen menschlichen Serumspiegels (Serumnatrium: 135–145 mmol/l; Serumchlorid: 98–109 mmol/l) übertrifft [22].

Das fehlende Hydrogencarbonat ist mit ein entscheidender Teil, warum die NaCl Lösung im Grunde keine Indikation im Rahmen einer Volumentherapie hat. Darüberhinaus begünstigen die fehlenden Elektrolyte des Plasmas eine Dilutionsazidose. Die Überladung des Körpers mit Natrium- und Chlorid-Ionen führt weiter zu einer Hemmung des Renin-Angiotensin-Aldosteron-Systems und zu einer Stimulation des atrialen natriuretischen Peptids. Was beides aufgrund der bekannten Physiologie eine Hypovolämie eher noch begünstigt [23,24].

3.2.1.2. Balancierte Lösungen

Balancierte Lösungen oder Vollelektrolytlösungen sind der aktuelle Standard der kristalloiden Lösungen in der Volumentherapie und beinhalten die Elektrolyte (Natrium, Kalium, Calcium, teilweise Magnesium, Chlorid) in körperphysiologischer Zusammensetzung und sind somit ebenfalls isoton. Da ihnen die negativ geladenen Proteine und das Hydrogencarbonat des Plasmas fehlen, sind als Ersatz organische Anionen wie Lactat, Acetat oder Malat zugesetzt, wodurch die Isotonie zum Plasma erreicht wird. Als Bespiel wäre die Ringer Lactat Lösung der Firma Braun zu nennen [23].

Nach neuesten Studien sollten lactathaltige Infusionen wegen Ihrer erheblichen Nachteile flächendeckend nicht mehr verwendet werden.

Generell wird zwar durch die Metabolisierung der Lactat-Ionen in der Leber Hydrogencarbonat (HCO_3^-) frei, welches eine leichte Azidose des Plasmas puffern könnte, dennoch steht das gebildete Bicarbonat in keinem Verhältnis zum Sauerstoffverbrauch, welcher mit 3 mol O_2 pro 1 mol gebildetem HCO_3^- den O_2 Bedarf bei 1 Liter verabreichter Ringer Lactat für 7 Minuten verdoppelt.

Acetat wird dagegen rascher, sowie leberunabhängig, in der Muskulatur metabolisiert und verbraucht mit 1 mol O_2/mol HCO_3^- noch weniger Sauerstoff. Dies geschieht allerdings langsamer. Jedoch wird weder bei Acetat noch bei Malat die Lactat Diagnostik verfälscht. Ein weiterer negativer Aspekt ist die geringe Osmolarität mit 276 mosmol/l was die Verwendung bei einem SHT sowohl isoliert als auch begleitend, aufgrund der Hirnödemproblematik mit nachfolgendem intracraniellem Druckanstieg, ausschließt [24, 25].

3.3. Kolloidale Infusionen

Als kolloidale Lösungen bezeichnet man hyperonkotische Infusionspräparate die Makromoleküle wie Eiweiß, Gelatine oder Stärke enthalten.

Diese Teilchen können die Gefäßwand nicht passieren, weswegen sie bis zu ihrem enzymatischen Abbau in der Blutbahn zirkulieren und einen gewissen kolloidosmotischen Druck aufrecht erhalten

Gemeinsames Merkmal dieser Lösungen ist im Vergleich zu kristalloiden Infusionen die längere Verweildauer im Intravasalraum. Je nach Art der verabreichten Lösung, kann es sogar zu einem zusätzlichen Volumeneffekt führen, da es auch zu einem Einstrom von Flüssigkeit aus dem Interstitium kommt. Die Lösungen unterscheiden sich jedoch in der Ausprägung dieses Effekts, sowie in ihrer Wirkdauer und dem Einfluss auf die Rheologie des Blutes. Jedoch verbessern alle künstlichen Kolloide die Fließeigenschaften des Blutes und damit die Mikrozirkulation und können so die Gewebeperfusion in einem gewissen Maß verbessern [24]. Doch obgleich die kolloidalen Lösungen länger in den Gefäßen verbleiben stellt sich die Frage nach dem Effekt auf das Überleben des Patienten.

In einer Cochrane Analyse, die 43 Studien mit 4.700 Patienten auswertet, stellen Bunn et al. fest, dass es augenblicklich keinen wissenschaftlichen Hinweis dafür gibt, dass ein bestimmtes Kolloid einer Infusionstherapie mit Kristalloiden überlegen ist [26, 27, 28, 29].

3.3.1. Dextrane

Dextrane sind hochmolekulare künstlich hergestellte lineare Polysaccharide mit vereinzelten Seitenketten, gelöst in physiologischer Kochsalzlösung und werden durch bakterielle Synthese aus Zuckersaft gewonnen.

Die gängigsten Infusionen sind sowohl die 6% Lösung (Dextran 70), mit einem KOD von 60 mmHg und die 10 % Lösung (Dextran 40) mit deutlich höherem KOD von 170 mmHg, was sich dementsprechend auf die Verweildauer im Gefäßsystem auswirkt. Hier steht eine Verweildauer der 6% Lösung von 4– 6 h und einem Volumeneffekt von 100%, der Verweildauer der 10% Lösung von lediglich 2-4 Stunden, jedoch mit einem deutlich höheren Volumeneffekt von 130 – 200% gegenüber.

Erklärt wird dies durch die leichtere renale Elimination aufgrund des geringeren Molekulargewichts von 40.000 Dalton der 10% Lösung [24].

Im Vergleich zu den anderen kolloidalen Therapeutika haben Dextrane jedoch entscheidende Nachteile.

Anaphylaktoide Reaktionen beruhen in der Regel auf der Reaktion des Kolloids mit präformierten zirkulierenden Antikörpern. Es liegt eine Kreuzreaktion mit antigenen Strukturen von Bakterienkapseln und Nahrungsbestandteilen vor, so dass auch bei der Erstinfusion eine schwere UVR auftreten kann. Durch die obligatorische Vorinjektion von monovalentem Hapten-Dextran werden vorhandene Antikörper blockiert und so die

Bildung großer Antigen-Antikörper-Komplexe mit nachfolgender Mediatorenfreisetzung usw. weitgehend, jedoch nicht mit letzter Sicherheit, verhindert [30]. In einer Studie von 1977 lag die Zahl der Unverträglichkeitsreaktionen für Dextran bei 0,032% wobei in 0,002% der Fälle ein anaphylaktischer Schock des Grades IV beobachtet wurde [31].

Steigende Retentionswerte und akutes Nierenversagen zählen zu den typischen Folgen des hypovolämischen Schocks und der Sepsis. In diesem Zusammenhang haben die renalen Nebenwirkungen der künstlichen Kolloide zunehmendes Interesse gefunden. Bei Dextran-Lösungen führt insbesondere die schnelle Ausscheidung der kleineren Moleküle von DEX 40 zu einem stark viskösem Urin mit Verminderung der glomerulären Filtrationsrate bis zur Anurie [32].

Als Pathomechanismus der Nierenschädigung durch künstliche Kolloide wird eine onkotisch bedingte Läsion der Tubuli nach Rückresorption dieser kleineren Moleküle diskutiert [33].

Histopathologisch wird eine osmotische Nephrose mit Vakuolisierung der Tubulusepithelien beschrieben [34].

Von den künstlichen Kolloiden hat Dextran die schwersten Effekte auf die Gerinnung [35]. Unspezifische Einflüsse sind dilutionsbedingt, es kommt zur Verdünnung plasmatischer und zellulärer Gerinnungsfaktoren. Diese nehmen mit dem Molekulargewicht und dosisabhängig zu [32]. Darüberhinaus wird spezifisch die Aktivität der Faktoren II, V und VIII reduziert. Zusätzlich besteht die Diskussion ob Dextran die Adhäsionsfähigkeit der Thrombozyten durch Umhüllung (den sogenannten Coating Effekt) beeinträchtigt und einen negativen Auswirkungen auf die Fibrinolyse/ Fibrinpolymerisierung hat [36].

3.3.2. Albumine

Bei Albumin handelt sich um ein globuläres, im Blut vorkommendes, Plasmaprotein. Es dient im menschlichen Körper maßgeblich zur Aufrechterhaltung es KOD, da es das Protein mit der höchsten Konzentration im Plasma ist [24].

Als Präparat stehen eine 20% Lösung (hyperonkotisch) und eine 5% Lösung (hypoonkotisch) zur Verfügung. Letztere besitzt allerdings keinen messbaren Effekt auf den KOD. Wie bei einer Vergleichsstudie von Gahr et al. eindeutig belegt wurde [37]. Die 5% Lösung erfährt also lediglich noch den Einsatz in der Volumentherapie von Früh- und Neugeborenen [38]. Aber auch die 20% Lösung ist beispielsweise der HES 200/0,6 Lösung deutlich unterlegen, wie Hankeln et al. 1990 in einer randomisierten Studie an 40 Patienten mit Gefäßeingriffen feststellte [39]. Auch wenn die allergische Potenz als sehr gering einzustufen ist, sprechen mehre Faktoren gegen den Einsatz von Albumin als Volumensubstitution. Finfer et al. konnte bei einer Studie an 6697 Pat keine Überlegenheit im Vergleich zu regulärer VEL feststellen [40]. Darüberhinaus belegt die Studie von Hankeln et al. sogar eine deutlich höhere Mortalität beim Einsatz des Albumins [39].

Ein weiterer zu nennender Aspekt ist das potenzielle Infektionsrisiko, da Albumin aus dem regulär gespendeten Plasma gewonnen wird sowie die verhältnismäßig hohen Kosten.

Diese Faktoren führen daher zum Ausschluss des Albumins als Volumenersatzmittel.

3.3.3. Gelatine

Gelatine ist ein künstliches Kolloid und wird durch Hydrolyse aus Kollagen von Rinderhaut und Rinderknochen gewonnen. Die Konzentration (3,5 - 5,5%) ist herstellungsbedingt limitiert [24].

Die intravasale Verweildauer variiert je nach Produkt. Kilian et al. beschreibt in seiner Studie, für 5,5 % Oxypolygelatine eine maximale Volumenwirkung von etwa 100 % und eine Volumenwirkdauer von mindestens 1,5 h [41], wohingegen Giebel schon bereits 1968 für 3 die % Gelatinepolysuccinat Lösung eine maximale Volumenwirkung von etwa 100 % und eine Volumenwirkdauer von über 1 h nachwies [42].

Die Literatur liefert zudem, widersprüchliche Angaben, da die Gelatine-Lösungen sowohl eine hypovolämische [43], als auch eine deutlich hypervolämische Wirkung [44] haben soll.

Ein interessanter Aspekt ist die deutliche Überlegenheit der Gelatine hinsichtlich des Transportvermögens von CO_2 gegenüber Dextran und HES bei extremer Hämodilution. Ursache ist die inhärente Pufferkapazität durch die enthaltenen NH_2-Gruppen, so dass Gelatine-Lösungen zur Verminderung der Azidose und damit auch zum Erhalt des systemischen Gefäßwiderstandes beitragen [45].

Das Risiko einer anaphylaktischen Reaktion wurde in einer französischen Studie mit 19593 Patienten, in denen die Unverträglichkeit der unterschiedlichen Kolloide untersucht wurde, zwar mit 0,345% am höchsten zu Lasten der Gelatine bewertet, aber perspektivisch betrachtet, mit der Gesamtzahl der anaphylaktischen Reaktionen von 0,219% ist auch diese, als sehr gering einzustufen [46].

Störungen der Nierenfunktion durch Infusion von Gelatine-Lösungen sind dagegen auch bei genauer Auswertung der entsprechenden Studie, nicht gesichert, so dass Gelatine als nephrologisch unbedenklich gelten kann [33, 47].

3.3.4. Hydroxyethylstärke (HES)

HES in ein künstlich aus Wachsmaisstärke oder Kartoffelstärke hergestelltes Kolloid und besteht somit fast ausschließlich aus verzweigten Ketten von Glucosemolekülen (Amylopektin). Durch Einbau von Hydroxyethyl-Gruppen in das Molekül wird die Substanz vor dem raschen Abbau durch die Alpha-Amylase des Serums geschützt [24]. Während die Elimination von Gelatine und Dextran vorwiegend vom Molekulargewicht abhängt, trifft dies für HES oberhalb der Nierenschwelle von etwa 60 Kilo-Dalton nicht in diesem Maß zu. Für die Aufspaltung der größeren Moleküle sind hier der Substitutionsgrad und das Substitutionsmuster entscheidend [49]. Als Substitutionsgrad wird der durch Hydroxyethyl-Gruppen besetzte Anteil der Glucose-Einheiten bezeichnet; er beträgt bei den aktuellen Lösungen 0,4 - 0,5 entsprechend 40 - 50 %.

Als Substitutionsmuster wird das Verhältnis der in C2- oder C6-Position substituierten Glucose-Einheiten bezeichnet; dieses trägt ebenfalls zum Volumeneffekt bei, weil C6-Bindungen schneller durch Alpha-Amylase gespalten werden, als C2-Bindungen. Eine 6 %tige HES (60 g HES in 1.000 ml Trägerlösung) mit einem Molekulargewicht von 130 Kilo-Dalton und einem Substitutionsgrad von 40 % trägt die Kurzbezeichnung 6 % HES 130/0,4 [23].

Die HES-Präparate der 3. Generation haben nun ein Molekulargewicht von 130 Kilo-Dalton. Ihre kürzere Verweildauer sollte im Vergleich mit älteren Lösungen besonders die negativen Gerinnungseffekte vermindern. Sie sind als 6 % HES 130/0,4-0,42 Präparat und einer maximalen Volumenwirkung von etwa 120 % (Volumenwirkdauer etwa 4 h) und als 10 % HES 130/0,42 Präparat in isotoner balancierter Trägerlösung auf dem Markt [24]. Langeron et al. sowie Gandhi et al. scheinen mit ihren Studien in 2001 und 2007 auch nachgewiesen zu haben, dass die Nebenwirkungen der älteren Stärkelösungen nicht mehr aufzuweisen ist. Lediglich in vitro ist noch immer eine deutliche Auswirkung auf die Gerinnung zu verzeichnen [49, 50].

Ebenfalls wie bereits bei den Dextranen beschrieben, liegt derselbe Pathomechanismus der Nierenschädigung zu Grunde [32, 33, 34]. Schortgen et al. wiesen in einer Studie mit 129 septischen Patienten nach, dass die Zufuhr von 6 % HES 200/0,62 im Vergleich mit 3 % SC-GEL 35 signifikant höhere Spitzenwerten für das Plasma-Kreatinin (225 µmol/l vs. 169 µmol/l), sowie höhere Inzidenzen von Oligurie (56 % vs. 37 %) und akutes Nierenversagen (42 % vs. 23 %) hervorbringt [51]. Dieses Ergebnis wurde bei einer weiteren Studie (Verglich von 10 % HES 200/0,5 und einer modifizierter Ringer-Lactat-Lösung ebenfalls bestätigt [52].

Durch die Vielzahl der Vergleichsstudien einzelner HES Präparate auf die Gerinnung wird schnell klar, dass nur das zu untersuchende Monopräparat differenziert betrachtet werden kann.

Allgemein hat man herausgefunden, dass HES die Thrombozytenfunktion durch Blockade von Glycoprotein II b- und III a-Fibrinogen-Rezeptoren beeinträchtigt und die Aktivität des von Willebrand Faktor und die von Faktor VIII vermindert. Der von Willebrand Faktor, ein subendothelial und in Thrombozyten vorkommendes Glycoprotein, vermittelt die Adhäsion von Thrombozyten an das verletzte Gefäßendothel und schützt den Faktor VIII vor vorzeitiger Proteolyse. Eine entsprechende Störung verlängert u. a. die partielle Thromboplastinzeit [23]. Weiter wurde nachgewiesen, dass der Abfall von Faktor VIII und der von Willebrand Faktor nach Infusion von 6 % HES 200/0,62 bei Patienten mit Blutgruppe 0 besonders ausgeprägt ist [53].

Was in allen Studien zu dieser Thematik nicht analysiert werden kann, ist die Tatsache, das Patienten im hypovolämen Schock bereits eine massiv gestörte Gerinnung haben und man schlussendlich nur mutmaßen kann, inwieweit die entsprechende Infusionslösung dort mit hinein spielt.

Im Bezug auf das Anaphylaxie Risiko ist auch das HES als minimal potent einzustufen. Ring bewertete 1997 die Wahrscheinlichkeit einer Immunreaktion mit 0,006% [54].

3.4. Hyperosmolare/hyperonkotische Infusionen

Eine hyperosmolare/hyperonkotische Infusion oder auch Small-Volume-Resuscitation genannt, ist eine stark konzentrierte Kochsalzlösung (z.B. 7,2-7,5% NaCl + 6-20% Hydroxyethylstärke 200.000), die man schnell (innerhalb von 2- 5 Minuten) mit einem Volumen von 4 ml/kg des Körpergewichtes appliziert [23, 24]. Durch den hohen Natriumgehalt kommt es zu einer kurzzeitigen Erhöhung der Plasmaosmolarität und dadurch zu einem Gradienten zwischen Extra- und Intravasalraum. Dieser bedingt einen Flüssigkeitseinstrom mit einem unmittelbaren Kreislaufeffekt für die Dauer von ungefähr 30 Minuten [24].

Adams hat es in seinem Artikel Volumen- und Flüssigkeitsersatz – Physiologie, Pathophysiologie, Pharmakologie und klinischer Einsatz treffend beschrieben: „Es handelt sich um einen pharmakodynamischen Kunstgriff auf Kosten des Interstitiums." In verschiedenen Untersuchungen konnte so eine Volumenexpansion von 700 bis 1750 ml nachgewiesen werden [55]. Der Volumeneffekt wird allerdings nur unter bestimmten Voraussetzungen erzielt. Es sollte eine unmittelbare Infundierung nach dem Trauma erfolgen und der Wasserhaushalt des Patienten sollte nahezu ausgeglichen sein [24]. Dieser rasche Ausgleich im hämorrhagischen Schockgeschehen steigert somit die Preload, was wiederum ein adäquates Herz-Zeit-Volumen mit entsprechendem Blutdruck zur Folge hätte [56]. Zusätzlich nimmt die Vasokonstriktion ab, die Schwellung der Erythrozyten und Endothelzellen geht zurück und interstitielle Ödeme werden vermindert [57].

Um dem möglichen abrupten Ende des Volumeneffekts entgegenzuwirken, kann zusätzlich ein hyperonkotisches Kolloid appliziert werden, um die Wirkungsdauer zu verlängern [55, 56].

Der Einsatz der Small-Volume-Resuscitation ist also ein probates Hilfsmittel gegen den hämorrhagisch bedingten Schock, wie auch die Studie von Chiara et al. (2003) ergab [58]. Im Vergleich von kristalloiden, hypertonischen, kolloidalen und Small-Volume- Lösungen, zeigte er eindrucksvoll, dass eine Therapie mit Dextran und einer hypertonen NaCl-Infusion deutliche Vorteile gegenüber den anderen Therapien hat, da sie mit weniger Volumen auskommt, bessere hämodynamische Effekte im Gewebe erzielt, zeitgleich weniger negative Auswirkungen auf die Druckverhältnisse im Lungenkreislauf hatte und auch der Effekt des Anstieges des Salzgehaltes im Serum moderat war. Diese Untersuchung wurde jedoch an Schweinen durchgeführt, denen ein kontrollierter Blutverlust zugefügt wurde. Die Übertragbarkeit dieser Ergebnisse auf den Menschen ist den Autoren nach jedoch gegeben. Zu gleichem Ergebnis kamen auch Wade et al. [59].

„Der Einsatz einer Small-Volume-Resuscitation ersetzt aber keinesfalls eine suffiziente fortgeführte innerklinische Volumentherapie." So Adams in seinem Artikel Volumen- und Flüssigkeitsersatz – Physiologie, Pathophysiologie, Pharmakologie und klinischer Einsatz.

Auch in der Therapie eines schweren SHT und in der Weiterbehandlung der intracraniellen Drucksteigerung wiesen mehrere Studien einen positiven Effekt nach [60, 61]. Ein Benefit bei Verbrennungen wird diskutiert und ist wahrscheinlich [62].

Mögliche Nebenwirkungen sind übersichtlich und beschränken sich auf Schmerzen bei der Verabreichung, welche in der Literatur als sehr gering beschrieben werden, jedoch in einer Studie von Mauritz et al. 2002 bei 3 von 4 Patienten auftraten [63].
Darüberhinaus ist ein regelhafter Anstieg des Serumnatriums zu verzeichnen, der doch ohne klinische Relevanz ist [64].

3.5. Blutersatzmittel

„To begin, it should be clarified that the term "artificial blood" is really a misnomer. The complexity of blood is far too great to allow for absolute duplication in a laboratory." Lesley Kresie, MD, Department of Pathology, Baylor University, Nov. 2000.

Dieses Zitat erklärt sehr anschaulich, dass es bei der Entwicklung von Blutersatzmitteln nicht darum geht, eine 100%tige Alternative zum echten Blut zu schaffen. Dies ist auch schon auf Grund des komplexen Immunsystems nicht realisierbar [65]. Der Hauptfokus liegt vielmehr auf der Entwicklung von Produkten, die nur einzelne wichtige Eigenschaften des Blutes aufweisen. Dabei geht es vor allem um künstliche Sauerstoffträger. Bei alternativen Sauerstoffträgern unterscheidet man zwischen hämoglobinbasierenden Ersatzstoffen (Hemoglobin based oxygen carriers, kurz HBCO) und synthetischen Ersatzstoffen (Perfluorcarbon Emulsions, kurz PFCE) [65].

3.5.1. Hämoglobinbasierende Ersatzstoffe (HBCO)

Ersatzstoffe, die auf Hämoglobin basieren, können auf zwei Arten synthetisiert werden. Zunächst ist das menschliche Hämoglobin zu nennen, welches aus Blutspenden gewonnen wird. Der Vorteil ist, dass das Hämoglobin bereits an die Bedürfnisse des Menschen angepasst ist. Leider wird es in den meisten Fällen aus bereits abgelaufenen Spenden gewonnen, da die Menge der Konserven sehr limitiert ist. Außerdem könnte dieses Hämoglobin infektiös sein und somit Krankheiten übertragen [65].

Vorteil des tierischen Hämoglobins wäre die weitaus bessere Verfügbarkeit. Leider ist aber auch hier wieder die potenzielle Infektionsgefahr zu nennen. Momentan erfolgt die Gewinnung aus Rinderblut [65].

Bei der Entwicklung von gentechnischem Hämoglobin setzt man auf Bakterien wie E. coli oder Hefen, die ihrerseits manipuliert, dieses Hämoglobin mit verbesserten Eigenschaften produzieren. Diese Entwicklung steht allerdings erst am Anfang, so dass man keine verlässlichen Zahlen und Daten bezüglich dieses Zweiges vorweisen kann [65].

3.5.2. Synthetische Ersatzstoffe (PFCE)

Da synthetische Ersatzstoffe eine Reihe von Vorteilen haben, wie die geringere Sauerstoffaffinität als freies Hämoglobin, was die Abgabe des Sauerstoffs an andere Zellen erleichtert und die Fähigkeit doppelt so viel Sauerstoff zu transportieren, wie normales Blut, wurde schon zu Beginn der sechziger Jahre an einer komplett hämoglobinunabhängigen Möglichkeit des Sauerstofftransports geforscht; den so genannten Perfluorcarbon Emulsionen [65].

Die Herstellung von PFCEs ist relativ einfach und liefert ein Endresultat von beinahe 100% des Ausgangsmaterials. Die Emulsionen lassen sich bei Zimmertemperatur unkompliziert bis zu zwei Jahre lagern, und durch die Möglichkeit der Pasteurisation lässt sich das Risiko der Verunreinigung durch Krankheitserreger und Keime minimieren [66].

Ein elementarer Nachteil der PFCEs ist die Tatsache, dass die Perfluorcarbonmoleküle nicht wasserlöslich sind. Um dennoch den Einsatz am Menschen möglich zu machen, muss das

Perfluorcarbon als Emulsion verabreicht werden. Dazu wird es bei der Herstellung durch Hilfe eines Emulgators mit einer Salzlösung gemischt.

Da es sich um einen synthetischen Stoff handelt, kann es der menschliche Körper nicht abbauen. Es wird zwar nach relativ kurzer Zeit aus dem Blutkreislauf ausgeschieden, kann danach aber noch bis zu zwei Jahre im menschlichen Organismus verbleiben. Die möglichen Schädigungen sind bis dato noch nicht vollständig erforscht [66].

3.6. Blutersatzstoffe aktuell

Hemopure® ist der z.Z. am weitesten entwickelte biologische Blutersatzstoff. Es wurde primär zur Verbesserung der Sauerstoffversorgung von hinter Stenosen liegendem Gewebe entwickelt, da hier aufgrund der Molekülgröße das Hämoglobin mit dem Sauerstoff nicht hingelangen kann, wohl aber das Hemopure®. Abdominelle Beschwerden, Schwäche, Übelkeit, Hypertonie und Ikterus durch Zelldefekte in der Leber sollen dabei jedoch typische Nebenwirkungen sein [67]. Es hielt als einziges bereits 2001 die Zulassung in Südafrika für den Einsatz bei Operationen und bei der Therapie von Anämien, wird jedoch aufgrund der hohen Kosten eher zurückhaltend eingesetzt [68].

Das amerikanische Militär untersucht die Verwendung von Hemopure® für den Einsatz bei Schockpatienten seit März 2003 und kam zu dem Schluss, dass eine Anwendung immer dort sinnvoll sein könnte, wenn die Transportwege zu einer endgültigen klinischen Versorgung mit Transfusionsmöglichkeiten sehr lang wären oder sich der Transport durch widrige Bedingungen nicht durchführen lassen kann [69]. Aus dem klinischen Einsatz nach Operationen mit großem Blutverlust und aus Tierversuchen gibt es bereits hoffnungsvolle Ergebnisse. So zeigte eine Studie an Schweinen mit Biopure™, dem veterinärmedizinischen Äquivalent von Hemopure®, eine signifikante Überlegenheit in der Wiederherstellung eines normotonen mittleren arteriellen Blutdruckes und auch eines normotonen systolischen Blutdruckes, sowie das Erreichen einer besseren Sauerstoffversorgung von Muskel- und Lebergewebe als die Vergleichslösungen Ringer-Lactat und hypertone NaCl + Dextran-Infusion [70].

In einem anderen Versuch an Schweinen konnte gezeigt werden, dass durch die gute Gewebsoxygenierung über die Verabreichung von Sauerstoff tragenden Infusionen die metabolischen Parameter wie Lactatanfall und pH-Wert sich kaum veränderten und die anaeroben Prozesse sogar aufgehalten werden konnten.

Die Leistungen der polymerisierten Tierhämoglobine standen nur hinter der Verabreichung von Blut in Kombination mit isotoner Infusionslösung zurück. Dabei reichte ein mittlerer arterieller Blutdruck von 60 mmHg. Auch hier kamen die Autoren zu dem Schluss, dass gerade die Sauerstoff tragenden Infusionen für den präklinischen Einsatz insbesondere beim Militär geeignet seien, da dort die Verfügbarkeit von Blut nicht gegeben sei und es bereits bei geringen Volumensubstitutionen und hypotensivem Blutdruck zu einer deutlichen Verbesserung der gemessenen und für das Überleben des Patienten wichtigen Parameter kommt [71].

Der Vorteil einer solchen Lösung gegenüber den oben beschriebenen Volumenersatzmitteln liegt auf der Hand. Sie könnten Sauerstoff tragen, damit einen großen Problemkreis des Schocks ausschließen und wären dabei, so wie die heutigen Infusionslösungen präklinisch einsetzbar, da sie keiner besonderen Lagerung bedürfen. Sie wären universell verwendbar, weil die Blutgruppe des Patienten keine Rolle spielt [72]. Die Vorteile würden sich nur in Hinsicht auf die zu erwartenden hohen Kosten einer solchen Verwendung relativieren.

Man kann jedoch heute noch keine evidente Aussage über die Risiken für das Auftreten von Nebenwirkungen, wie allergischen Reaktionen oder gar der Übertragung von Krankheitserregern vom Tier auf den Menschen machen.

Oxygent® ist ein PFCE der zweiten Generation und enthält rund 60% PFC mit einem Partikeldurchmesser von ca. 0.16-0.18 µm. Es wurden bisher 20 Studien an rund 1500 Patienten durchgeführt, darunter eine Phase III Studie zum Einsatz in der Chirurgie in der EU. 2005 wurde die Zulassung in den USA verweigert, nachdem es bei Operationen unter Einsatz von Oxygent® vermehrt zu apoplektischen Insulten gekommen ist [73]. Die Zukunft des Präparats zeigt sich als ungewiss.

4 Volumentherapie in der Akutphase des hämorrhagischen Schocks

Die Therapie des Schocks besteht aus zwei Zielsetzungen: 1. Der Sicherung des Überlebens in der Frühphase und 2. Verhinderung einer Folgekomplikation wie dem Ptosis (post traumatic organ system infection syndrome) [74].

Es ist daher unbestritten, dass die Therapie Lösungen zum verhindern Dieser bieten muss. Daher lassen sich folgende Forderungen an die Akuttherapie formulieren:

Die erste Aufgabe ist eine schnellstmögliche Wiederherstellung der Mikroperfusion, um eine Ischämie mit späterer Reperfusion unter allen Umständen zu verhindern.

Zur Bewältigung dieser Aufgabe müssen sowohl die Blutung und damit die Schockursache unter Kontrolle gebracht, als auch die bereits entstandenen Schäden (Volumenverlust) möglichst kompensiert werden.

Die Bekämpfung der Ursache ist im Rahmen einer Notfallversorgung jedoch nur dann möglich, wenn die Blutungsquelle an den Extremitäten oder äußerlich lokalisiert ist. Ist dies nicht gegeben muss eine operative Therapie in der Klinik das angestrebte Ziel sein. Daraus ergibt sich folgende Frage: Welches Ziel soll mit der Volumensubstitution erreicht werden, bis man davon ausgehen kann, dass der Schockzustand hinsichtlich der Spätfolgen unter Kontrolle ist und mit welchen Mitteln lässt sich dieses Ziel erreichen?

Möglich wäre eine sofortige Infusionstherapie mit kolloiden oder kristalloiden Lösungen zur Aufrechterhaltung oder Wiederherstellung eines normalen Blutdruckes bevor sich der Prozess der Hämostase in den kleinen Gefäßen manifestieren kann. Dabei müssten die kolloidalen Lösungen aufgrund ihres Wirkmechanismus als die effektiveren gelten [23]. Erstaunlich ist jedoch, dass wenn man nicht die verabreichte Volumenmenge, sondern den erreichten Blutdruck als Erfolgsparameter nimmt, die kolloidalen Lösungen gegenüber den kristalloiden Infusionen keinen Vorteil hatten, sondern es im Gegenteil durch die vermutlich antikoagulierende Wirkung, sogar zu einem Vorteil der Kristalloiden kam [26, 27, 28].

Als Konsequenz empfehlen die Autoren den Verzicht auf Kolloide zugunsten der Kristalloiden Infusionen, da diese erheblich günstiger sind.

Einzig eine Kombinationstherapie aus hypertonen NaCl-Lösung mit Beimengung eines Kolloides zur Verlängerung der Wirkungsdauer erbrachte deutliche Vorteile gegenüber den anderen Lösungen hinsichtlich der benötigten Volumenmenge und den besseren Effekten für die Mikrozirkulation. Es ist daher vermutlich zu folgern, dass eine Infusionstherapie nach dem heute gültigen Standard einer Infusionstherapie mit Produkten wie Hyperhes™ (7,2 % NaCl und 10% HES) unterlegen ist [75]. Der einmalige Einsatz von solchen Infusionen ist daher nicht als die Ultima Ratio einzustufen, sondern wegen der vorteilhaften Wirkungen auf den intracraniellen Druck beim SHT [76] und das verbesserte Outcome beim Polytrauma vielmehr als Standard der Akuttherapie [77]. Die Entgegnung, dass das durch diese Lösung gewonnene Volumen ja nur eine Umverteilung ist und daher auf Kosten anderer Volumenspeicher geht, ist in der Akuttherapie als bedeutungslos einzustufen [78]. Es kann daher zusammengefasst werden, dass mit Hyperhes™ u.ä. Lösungen vorliegen, die eine Volumensubstitution und damit einen Blutdruckanstieg in der Akuttherapie ermöglichen.

Bei penetrierenden Bauch- und Brustverletzungen hat jedoch die Studie von Bickell et al. mit 1069 Patienten gezeigt, dass bei einer unkontrollierten Blutung eine Infusionstherapie nicht so erfolgreich ist, wie zuvor angenommen. Zudem hat sich gezeigt, dass gerade bei ausgedehnten Verletzungen eine langsame Gabe von Infusionen einer aggressiven Infusionstherapie vorzuziehen ist, weil diese die Bildung eines Wundverschlusses zerstören könnte [79].
Die Kontroverse ist nun nicht mehr ausschließlich von der Frage geprägt, welche Art der Infusionslösung wohl die besten Ergebnisse hinsichtlich der Druckerhöhung bringt, sondern weit

fundamentaler von der Frage, ob es überhaupt eine Druckerhöhung geben sollte. Der Konsens, der aggressiven Volumentherapie, die über Jahre die Schocktherapie bestimmte, wäre somit als obsolet anzusehen.

Aus den Ergebnissen dieser Studie lässt sich jedoch auch ableiten, dass die Forderung nach schnellstmöglicher Sicherung der Mikrozirkulation hinter dem Ziel der Beherrschung der Blutung in bestimmten Fällen zurückstehen muss [80, 81, 82]

Denn Patienten mit unkontrollierter Blutung scheint es laut Bickell eher von Nachteil zu sein, einen massiven Volumenersatz anzustreben. Eine permissive Hypotension bei einem mittleren arteriellen Druck von 40-50 mmHg oder einem systolischen Blutdruck von 70-80 mmHg ist neben einer schnellen chirurgischen Versorgung anzuraten [79]. Zu diesem Ergebnis kommen auch weitere Studien [83, 84]. Die hypotensive Volumentherapie bezieht sich auf den Ansatz, dass man auch bei Patienten vor einigen schweren Operationen den Blutdruck senkt, um eine Blutung später zu verringern. In Vergleichsuntersuchungen fand man heraus, dass diese hypoton geführten Patienten weniger Azidosen und auch weniger Koagulopathien entwickelten.

Man unterscheidet bei den Konzepten zur Hypotension die kontrollierte Hypotension (deliberate hypotension) vor z.B. Operationen, die ein normales Füllvolumen des Körpers voraussetzt, die so genannte delayed resuscitation, die das Intervall der Hypotension vom Unfall bis zur endgültigen Versorgung verlängert und die permissive Hypotension oder auch hypotensive resuscitation, die alle therapeutischen Maßnahmen einschließlich der Volumentherapie beinhaltet, die zur Erhöhung des systemischen Drucks führen, ohne allerdings normotensive Werte zu erreichen.

Die Fragen nach der zu verabreichenden Volumenmenge und die der Art der Lösung stehen somit im Raum. Dabei ist aber nicht die Dosis einer Lösung als das entscheidende Parameter zu betrachten, sondern vielmehr das zu erreichende Ziel hinsichtlich des erwünschten Blutdruckes. Die Infusionsmenge muss sich den Zielvorgaben des Blutdruckes unterordnen. Ebenso die Art der Lösung. Auch sie ist vor dem Hintergrund zu betrachten, ob und wie stark sie das Ziel unterstützt, bestimmte Kreislaufwerte zu erreichen.

Eine gute Grundlage für die Bewertung des Kreislaufzustandes bei zunächst nicht stillbaren Verletzungen, ist der Radialispuls. Er lässt sich bei einem Blutdruck von 80 bis 90 mmHg gut tasten, was als deutliches Zeichen für eine gute Perfusion der Organe gedeutet werden kann. Um diesen Zustand aufrecht zu erhalten, sollte eine vorsichtige Volumengabe erfolgen. Diese Strategie findet sich heute bereits in den Leitlinien der Tactical Combat Casualty Care wieder [85].

Interessant ist darüberhinaus die Tatsache, dass Kreimeier et al. 2002 eine erneute Studie zum Thema permissive Hypotension beim schweren Trauma initiierte und als Fazit keine generelle

Empfehlung zur Hypotension bei unstillbarer Blutung aussprach, sondern dies auf Grund seiner Zahlen lediglich dem Einzelfall zusprach [86].

5 Aktuelle Empfehlungen der Fachgesellschaften zur Volumentherapie

Betrachtet man die Empfehlungen unterschiedlicher Fachschaften, so wird schnell deutlich, dass bezüglich der Volumentherapie noch kein Konsens gefunden ist.

Trotz der mittlerweile jahrzehntelangen Erfahrung mit Volumentherapeutika ist bis heute nicht vollständig geklärt, welches Volumenersatzmittel in welcher Menge, zu welchem Zeitpunkt und mit welcher Infusionsgeschwindigkeit verabreicht werden sollte.

5.1. PHTLS/ATLS

Die Amerikaner bzw. Länder mit bestehenden Versorgungsalgorithmen nach PHTLS/ ATLS Standard, verzichten präklinisch komplett auf den Einsatz von Kolloiden und ersetzen massiven Flüssigkeitsverlust mit bis zu 2000 ml Kristalloiden. Sollte dies keinen Erfolg bringen, wird eine Hypotension - außer bei begleitendem SHT - toleriert [87].

Innerklinsch gestaltet es sich etwas anders. Die Krankenhausrichtlinien empfehlen ausdrücklich den kolloidalen Volumenersatz bis zur Verfügbarkeit von Bluttransfusionen als Therapieleitlinie für den hämorrhagischen Schock [88].

5.2. Deutsche Gesellschaft für Unfallchirurgie

Die Deutsche Gesellschaft für Unfallchirurgie empfiehlt in Ihrer S3 Richtlinie zur Polytraumaversorgung

- eine reduzierte Form der Volumentherapie bei unkontrollierbaren Blutungen um den Kreislauf auf niedrigem Niveau stabil zu halten und die Blutung nicht zu verstärken
- Keine Volumengabe bei normotensiven Patienten. Jedoch die Möglichkeit der Intervention durch großlumige Zugänge
- Eine Volumentherapie mit Ziel der Normotension bei hypotensivem Patienten mit Schädel-Hirn-Trauma
- Bezüglich der Wahl zwischen Kristalloiden und Kolloidalen werden Kristalloide empfohlen

- Isotone Kochsalzlösungen sollen zugunsten von Ringer-Malat oder alternativ Acetat/Lactat bevorzugt werden
- Humanalbumin erhält kein Empfehlung
- Bei Einsatz von Kolloiden soll HES 130/0,4 bevorzugt werden
- Bei polytraumatisierten Patienten nach stumpfen Trauma mit hypotonen Kreislaufverhältnissen kann eine hypertone Lösung verwendet werden
- Bei penetrierendem Trauma sollte eine hypertone Lösung verwendet werden
- Hypotone Patienten mit schwerem Schädel-Hirn-Trauma können eine hypertone Lösung erhalten [89]

6 Fazit

Bis zum heutigen Tag existiert keine eindeutige Studienlage, was den Einsatz und die Anwendung von nicht blutenthaltenden Volumenersatzmitteln bei Patienten im hämorrhagischen Schockgeschehen betrifft.

Betrachtet man die zugrunde liegende Pathophysiologie und bewertet man die aktuellen Ergebnisse, erscheint es durchaus sinnvoll, eine aggressive Volumentherapie insbesondere bei nicht stillbarer Blutung auszusetzen und eine permissive Hypotension anzustreben, bis eine zeitnahe definitive Versorgung erfolgen kann.

Auch die Rolle der zu verwendenden Infusionslösung ist noch nicht klar definiert.

Glaubt man der aktuellen Studienlage, verlieren die kolloiden Infusionen zunehmend an Bedeutung, da ihr Nutzen nicht klar belegt werden kann und dem die teils gravierenden Nebenwirkungen und hohen Kosten entgegenstehen.

Der Einsatz der Small-Volume-Resuscitation hingehen, stellt sich als äußerst viel versprechend dar. Das Einsatzspektrum ist zwar weitestgehend auf ein massiv hämorrhagisches Geschehen beschränkt, aber die bereits nachgewiesen, positiven Aspekte, gerade was den Einsatz bei einem schweren Schädel-Hirn-Trauma betrifft, sind sehr interessant. Auch die vermeintlich geringe Gefahr der Nebenwirkungen und Komplikationsrate, rücken die hyperonkotischen/hyperosmolaren Lösungen in den Focus des Interesses. Jedoch bedürfen sie noch weitreichenderer Studien um den klaren Benefit für den Patienten noch deutlicher darstellen zu können.

Ein entscheidender Faktor für das Überleben ist die Zeit, jedoch in Relation zur Verschlechterung des Zustandes. Das Handeln der Rettungskräfte und das Fortschreiten des Schocks stehen in direkter Konkurrenz zueinander.

Eine Volumentherapie ist aber nicht mehr ein Abwägen zwischen schnellem Transport (scoop and run) oder stabilisierenden Maßnahmen (stay and play), Sondern eine situativ abhängige Kombination aus beidem. Man spricht aktuell von load go and treat Szenarien, die momentan den Goldstandard der präklinschen Traumaversorgung darstellen [90].

Was den Einsatz der Blutersatzstoffe angeht, ist es schwer eine valide Aussage über deren Zukunft und Einsatz in der Präklinik zu treffen. Sie bieten als möglicher Sauerstoffträger mit Sicherheit ein sehr großes Potenzial und könnten die Schock und Volumentherapie revolutionieren. Dennoch ist dieser Zweig der Volumentherapeutika durch Rückschläge in Entwicklung und Forschung, trotz initial großem Interesse, etwas aus dem Blickfeld der Medizin gerückt.

7 Quellen

1 Murray CJ, Lopez AD. (1997) Alternative projections of mortality and disability by cause 1990-2020: Global Burden of Disease Study. Lancet; 349:1498-1504.

2 Kauvar DS, Lefering R, Wade CE. (2006)Impact of hemorrhage on trauma outcome: an overview of epidemiology, clinical presentations, and therapeutic considerations. J Trauma 2006; 60(Suppl 6):S3-S11

3 Stewart RM, Myers JG, Dent DL, et al. (2003) Seven hundred fifty-three consecutive deaths in a level I trauma center: the argument for injury prevention. J Trauma; 54:66-70, discussion 70-71

4 Walter de Gruyter (Hrsg.) (1998): Pschyrembel, klinisches Wörterbuch. 258. Auflage

5 Hess, H. (1968): Schock, Diagnose und Therapie, Köln, S.8)

6 Le Dran, H.F. (1743): A Treatise, or Reflections drawn from practice on gunshot wounds, London

7 Samuel David Gross (2009) A Manual of Military Surgery BiblioLife

8 TElin L. WolfeTH, HTSaul BenisonTH, HTA. Clifford BargerTH (2000): Walter B. Cannon, Science and Society

9 Adams HA et al. (2007) Volumen- und Flüssigkeitsersatz – Physiologie, Pathophysiologie, Pharmakologie und klinischer Einsatz (Teil I), Anästh Intensivmed; 48: 448–460

10 Meßmer K. Hämodynamik des Schocks. (1974) Langenbecks Arch Chir. 1974;337:157-164.

11 Meßmer K. (1970) Die Grundlagen der modernen Schocktherapie. Münch Med Wochenschr.;112:357-365.

12 Peitzman AB, Billiar TR, Habrecht BG, et al. (1995) Hemorrhagic shock. *Curr Probl Surg.*;32:925-1002.

13 Lucas, C., Ledgerwood, A. (2003): Physiology od colloid-supplemented resuscitation from shock. J Trauma; 54: 75-81

14 Traber, D.L., Meyer, J., Traber, L.D. (1993): Cardiac function during hypovolemia in: Günther Schlag: Pathophysiology of shock, sepsis an organ failure, Heidelberg,, S. 194-200

15 Mullner, M., Urbanek, B., Havel, C. (2004): Vasopressors for shock, The Cochrane Library, Volume (3).

13 Lucas, C., Ledgerwood, A. (2003): Physiology od colloid-supplemented resuscitation from shock. J Trauma; 54: 75-81

16 Kahlenberg, A. (1991): Prophylaxe und Frühbehandlung von Schock bei Arbeits-, Wege- und Verkehrsunfällen im notärztlichen Einsatzbereich von Tübingen, Stuttgart, S. 229

17 Dutton, R.P. (2001): Traumatic and hemorrhagic shock: basic pathophysiology and treatment. In: Soreide, E., Grande, C.M. (Hrsg.) Prehospital Trauma Care, New York: 273-287

18 Traber, D.L., Meyer, J., Traber, L.D. (1993): Cardiac function during hypovolemia in: Günther Schlag: Pathophysiology of shock, sepsis an organ failure, Heidelberg, S. 194-200

19 Heidman, M., Bengtsson A. (1993): The role of Complement in: Günther Schlag: Pathophysiology of shock, sepsis an organ failure, Heidelberg, S.25-36

20 Kaweski SM, Sise MJ, Virgilio RW. (1990) The effect of prehospital fluids on survival in trauma patients. J Trauma; 30:1215-1218, discussion 1218-1219.

21 Kwan I, Bunn F, Roberts I. (2003) Timing and volume of fluid administration for patients with bleeding. *Cochrane Database Syst Rev.*;CD002245.

22 Van Aken H et al. (2009) Infusionstherapie in der Anästhesiologie und Intensivmedizin: Gestern, heute und morgen, Anästh Intensivmed; 50: 338–345

23 Adams (2007) Volumen- und Flüssigkeitsersatz – Physiologie, Pathophysiologie, Pharmakologie und klinischer Einsatz Teil (II) Anästh Intensivmed;48:518-540

24 R. Zander (2009) Flüssigkeitstherapie. Bibliomed, Melsungen, ISBN 978-3-89556-040-8

25 Hypovolämischer Schock Eine Empfehlung der IAG Schock der DIVI 2010

26 Bunn F, Roberts I, Tasker R et al. (2002) Hypertonic versus isotonic crystalloid for fluid resuscitation in critically ill patients. Cochrane Database

27. Bunn F, Roberts I, Tasker R et al. (2004) Hypertonic versus near isotonic crystalloid for fluid resuscitation in critically ill patients. Cochrane Database

28. Bunn F, Trivedi D, Ashraf S (2008) Colloid solutions for fluid resuscitation. Cochrane Database

29 Alderson, P, Schierhout G, Roberts, I (2000): Colloids versus cristalloids for fluid resuscitation in critically ill patients. The Cochrane Library Volume 3

30 Laubenthal H, Peter K, Richter W, Kraft D, Selbmann HK, Meßmer K. (1983) Anaphylaktoide/anaphylaktische Reaktionen auf Dextran: Pathomechanismus und Prophylaxe. Diagnostik und Intensivtherapie;8:4-14.

31 Kreimeier U, Prückner S (1998) Volumentherapie bei Hypovolämie und Schock. In: Notfall & Rettungsmedizin 1: 119 – 129

32 Köhler H, Zschiedrich H, Clasen R, Linfante A, Gamm H. (1982) Blutvolumen, kolloidosmotischer Druck und Nierenfunktion von Probanden nach Infusion mittelmolekularer 10% Hydro -xyäthylstärke 200/0,5 und 10% Dextran 40. Anaesthesist;31:61-67.].

33 Plasmaersatzmittel. Arzneimittelbrief 1990;24:9-12.

34 Ginz HF, Gottschall V, Schwarzkopf G, Walter K. (1998) ExzessiveGewebespeicherung von Kolloiden im retikuloendothelialen System. Anaesthesist;47:330-334.

35 Mortier E, Ongenae M, De Baerdemaeker L, Herregods L, Den Blauwen N, Van Aken J, et al. (1997) In vitro evaluation of the effect of profound haemodilution with hydroxyethyl starch 6 %, modified fluid gelatine 4 % and dextran 40 10 % on coagulation profile measured by thrombelastography. Anaesthesia;52:1061-1064.];

36 Harke H, Pieper C, Meredig J, Rahmann S, Rüssler P. (1980) Rheologische und gerinnungsphysiologische Untersuchungen nach Infusion von HÄS 200/0,5 und Dextran 40. Anaesthesist;29:71-77.

37 R. Gahr, P.R. Bock (1981) Wirkung von Hydroxyäthylstärke HÄS 450/0,7 und Humanalbumin 5% auf den kolloidosmotischen Druck und hämodynamische Parameter bei hypovolämischen Patienten nach größeren abdominalen Eingriffen Infusionstherapie;8:147-152

38 Striebel (2010), Die Anästhesie Band 1 Schattauer

39 Hankeln K, Lenz I, Hauser B (1988) [Hemodynamic effect of 6% hydroxyethyl starch (HES 200,000/0.62)]. Anaesthesist 37:167-172

40 Finfer S, Bellomo R, Boyce N et al. (2004) A comparison of albumin and saline for fluid resuscitation in the intensive care unit. N Engl J Med 350:2247-2256)

41 Kilian J, Spilker D, Borst R (1975) Wirkung von 6%iger Hydroxyäthylstärke, 4,5%igem Dextran 60 und 5,5%iger Oxypolygelatine auf Blutvolumen und Kreislauf bei Versuchspersonen. Anaesthesist; 24: 193-197]

42 Giebel O (1968): Verweildauer, Verteilung und Ausscheidung von Plasmaersatzpräparaten. In: Plasmaersatzpräparate auf Gelatinebasis. Symposion in Hamburg am 12. Januar 1968. Horatz K (Hrsg) Stuttgart: Thieme 1968

43 Kröll W, Gerner P, Pölz W (1993): Vergleichende Untersuchung zur Volumenwirkung körperfremder Kolloide. Perfusion; 6: 286-299]

44 Köhler H, Zschiedrich H, Linfante A, Appel F, Pitz H, Clasen R (1982) Die Elimination von Hydroxyäthylstärke 200/0,5, Dextran 40 und Oxypolygelatine. Klin Wochenschr; 60: 293-301

45 Zander R (1989) Sauerstoff- und Kohlendioxidtransport mit Kolloiden? In: Hydroxyethylstärke. Eine aktuelle Übersicht. In: Lawin P, Zander R, Weidler B (Hrsg) Stuttgart: Thieme 1989, 28-34].

46 Laxenaire MC, Charpentier C, Feldman L (1994) Anaphylactoid reactions to colloid plasma substitutes: incidence, risk factors, mechanisms. A French multicenter prospective study. Ann FrAnesth Reanim;13(3):301-10

47 Davidson IJ. (2006) Renal impact of fluid management with colloids: A comparative review. Eur J Anaesthesiol;23:721-738.

48 Weidler B, Bormann B v, Sommermeyer K, Lohmann E, Hempelmann G (1991) Pharmakokinetische Merkmale als Kriterien für den klinischen Einsatz von Hydroxyäthylstärke. Arzneim-Forsch/Drug Res; 41: 494-498)

49 Langeron O, Doelberg M, Ang Et et al. (2001) Voluven, a lower substituted novel hydroxyethyl starch (HES 130/0.4), causes fewer effects on coagulation in major orthopedic surgery than HES 200/0.5. Anesth Analg 92:855-862 [LoE 1b]

50 Gandhi Sd, Weiskopf Rb, Jungheinrich C et al. (2007) Volume replacement therapy during major orthopedic surgery using Voluven (hydroxyethyl starch 130/0.4) or hetastarch. Anesthesiology 106:1120-1127

51 Schortgen F, Lacherade JC, Bruneel F, Cattaneo I, Hmery F, Lemaire F, et al. (2001) Effects of hydroxyethylstarch and gelatine on renal function in severe sepsis: a multicentre randomised trial. Lancet;357:911- 916.

52 Reinhart K, Bloos F, Engel C, (2006) for the German CompetenceNetwork Sepsis: Hydroxyethyl starch and Ringer's lactate for fluid resuscitation in patients with severe sepsis - results from the VISEP study. Intensive Care Med;32(Suppl 1):S 213.

53 Huraux C, Ankri A, Eyraud D, Sevin O, Ménégaux F, Coriat P, Samama CM. (2001) Hemostatic changes in patients receiving hydroxyethylstarch: The influence of AB0 blood group. Anesth Analg;92:1396-1401.

54 Ring J, Messmer K (1977) Incidence and severity of anaphylactoid reactions to colloid volume substitutes. Lancet 1:466-469

55 Kreimeier et al. (1993) Small Volume Resuscitation current opinion in Anaesthesiology; 6: 400-408

56 Mazzoni et al. (1988) Dynamic fluid redistribution in hyperosmotic resuscitation of hypovolemic hemorrhage Am J Physiol; 255: 629.637

57 Mazzoni et al. (1989) Volume changes of an endothelial cell monolayer on exposure to anisotonic media J cell Physiol; 140: 272-280

58 Chiara, O. Pelosi, P. Brazzi, L. (2003): Resuscitation from hemorrhagic shock: Experimental model compares Dextran an hypertonic saline solutions. Crit Care Med 31 (7):1915-1922

59 Wade Ce, Kramer Gc, Grady Jj et al. (1997) Efficancy of hypertonic 7.5% saline and 6% dextran-70 in treating trauma: a meta-analysis of controlled clinical studies. Surgery 122:609-616

60 Hartl R, Medary Mb, Ruge M et al. (1997) Hypertonic/hyperoncotic saline attenuates microcirculatory disturbances after traumatic brain injury. J Trauma 42:S41-47

61 Kempski O, Obert C, Mainka T et al. (1996) "Small volume resuscitation" as treatment of cerebral blood flow disturbances and increased ICP in trauma and ischemia. Acta Neurochir Suppl 66:114-117

62 Kreimeier U, Peter K, Meßmer K (2001) Small-volume – large Benefit? In: Anaesthesist 6: 442 – 449

63 Are hypertonic hyperoncotic solutions safe for prehospital small volume resuscitation? Results of a prospective observational study. Eur J Emerg Med 9(4): 315-319

64 DuBose et al. (2010) clinical experiene using 5% hypertonic saline as a safe alternative fluid for use in trauma J Trauma 68: 1172-1177

65 Artificial blood: an update on current red cell and platelet substitutes
Lesley Kresie, MD, Department of Pathology, Baylor University
Proc (Bayl Univ Med Cent). 2001 April; 14(2): 158–161

66 Blood substitutes Artificial oxygen carriers: perfluorocarbon emulsions
Donat R Spahn, Institut für Anästhesiologie, UniversitätsSpital, Zürich, Switzerland
Crit Care. 1999; 3(5): R93–R97

67 York, G.B., Eggers, J.S., Smith, D.L., Jenkins, D.H., McNeil, J.D., Mueller, D. (2003): Low volume resuscitation with a polymerized bovine hemoglobin-based oxygen-carrying solution (HBOC-201) provides adequate tissue oxygenation for survival in a porcine model of controlled hemorrhage. J Trauma. Nov;55(5):873-85.

68 Klinik Heute: Südafrika billigt Einsatz von Rinder-Hämoglobin, 12. April 2001

69 Sampson, J.B., Davis, M. , Mueller, D., Kashyap, V. (2003): A comparison of the hemoglobin-based oxygen carrier HBOC-201 to other low-volume resuscitation fluids in a model of controlled hemorrhagic shock. J Trauma. Oct;55(4):747-54.)

70 Knudson, M., Lee, Seong, Erickson V. (2003): Tissue oygen monitoring during hemorrhagic shock an resuscitation: a comparison of lactated ringer's solution, hypertonic saline dextran, and hboc-201. J Trauma; 54: 242-252

71 Jeffrey, D., Mc Neil, M., Smith, D. (2001): Hypotensive resuscitation using a polymerized bovine hemoglobin-based oxygen-carrying solution leads to reversal on anaerobic metybolism. J Trauma; 50: 1063-1075

72 Kenneth, G., Proctor, Ph. (2003): Blood substitutes an experimetal models of trauma. J Trauma; 54: 106-109

73 http://biomed.brown.edu/Courses/

74 Baue, A. (1993): Progress in trauma care through understanding the cell biology of injury in Faist, E. Meakins, J.: Host defense dysfunktion in trauma, shock and sepsis. Heidelberg, S.3-14

75 Vassar, M., Perry, C. (1993): Prehospital resuscitation of hypotensive trauma patients with 7,5% NaCl versus 7,5% NaCl with added dextran: a controlled trial. J Trauma; 34; 622-632

76 Hinkelbein, J., Thome, C. (2003): Präklinische Anwendungsmöglichkeiten hypertoner Infusionslösungen bei Patienten mit Schädel-Hirn-Trauma. Ains; 03

77 Luiz, T., Kumpch, M. (2003): Small volume resuscitation – Lösung für die Routine oder ultima ratio? Ains; 03

78 Ragaller, M., Albrecht, D. (2001): Hypertone Lösungen: Volumen auf Pump? Ains Suppl 2, 36: 155-158

79 Bickell, W.H., Wall, M. J., Pepe, P.E. (1994): Immediate versus delayed fluid resuscitation for hypotensive patients with penetrating torso injuries. N Engl J Med 331: 1105-1109

80 Hyde J, Graham T (1999) Pre-hospital fluid resuscitation for thoracic trauma. Pre-hospital Immediate Care 3:99-101,

81 Krausz Mm, Bashenko Y, Hirsh M (2001) Crystalloid and colloid resuscitation of uncontrolled hemorrhagic shock following massive splenic injury. Shock 16:383-388

82 Riddez L, Johnson L, Hahn Rg (1998) Central and regional hemodynamics during crystalloid fluid therapy after uncontrolled intra-abdominal bleeding. J Trauma 44:433-439

83 Kreimeier U, Prueckner S, Peter K (2000) Permissive hypotension. Schweiz Med Wochenschr 130:1516-1524,

84 Roberts K, Revell M, Youssef H et al. (2006) Hypotensive resuscitation in patients with ruptured abdominal aortic aneurysm. Eur J Vasc Endovasc Surg 31:339-344

85 http://www.tremaonline.info/TREMA_Guidelines_TCCC%201.0.pdf

86 Kreimeier U, Lackner C.K., Prückner S, Ruppert M, (2002) Permissive Hypotension beim schweren Trauma. Anaesthesist 51: 787-799

87 PHTLS 6th Edition Mosby Elsevier 2007

88 University of Pensylvania Health System (2004): Clinical Practice Guidelines (CPG) Fluid Resuscitation in Shock

89 S3 – Leitlinie Polytrauma/Schwerverletzten-Behandlung Deutsche Gesellschaft für Unfallchirurgie Stand 07/2011

90 Campbell (2009), Präklinsche Traumatologie, 6. Auflage, Pearson

8 Abbildungsverzeichnis

9   Adams, Anästh Intensivmed 2007

91 Lippuner, T., Jöhr, M. (2004): Hämorrhagischer Schock. Schweiz Med Forum 2004; 4:158-164

92 Hinkelbein u.a., Notfallmedizin 2011 Georg Thieme Verlag KG

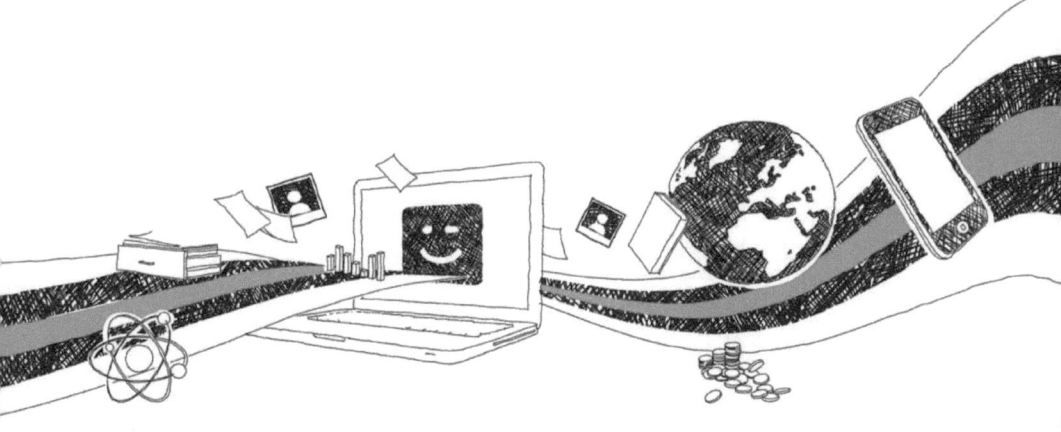
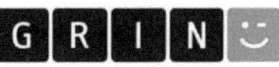